AF613393

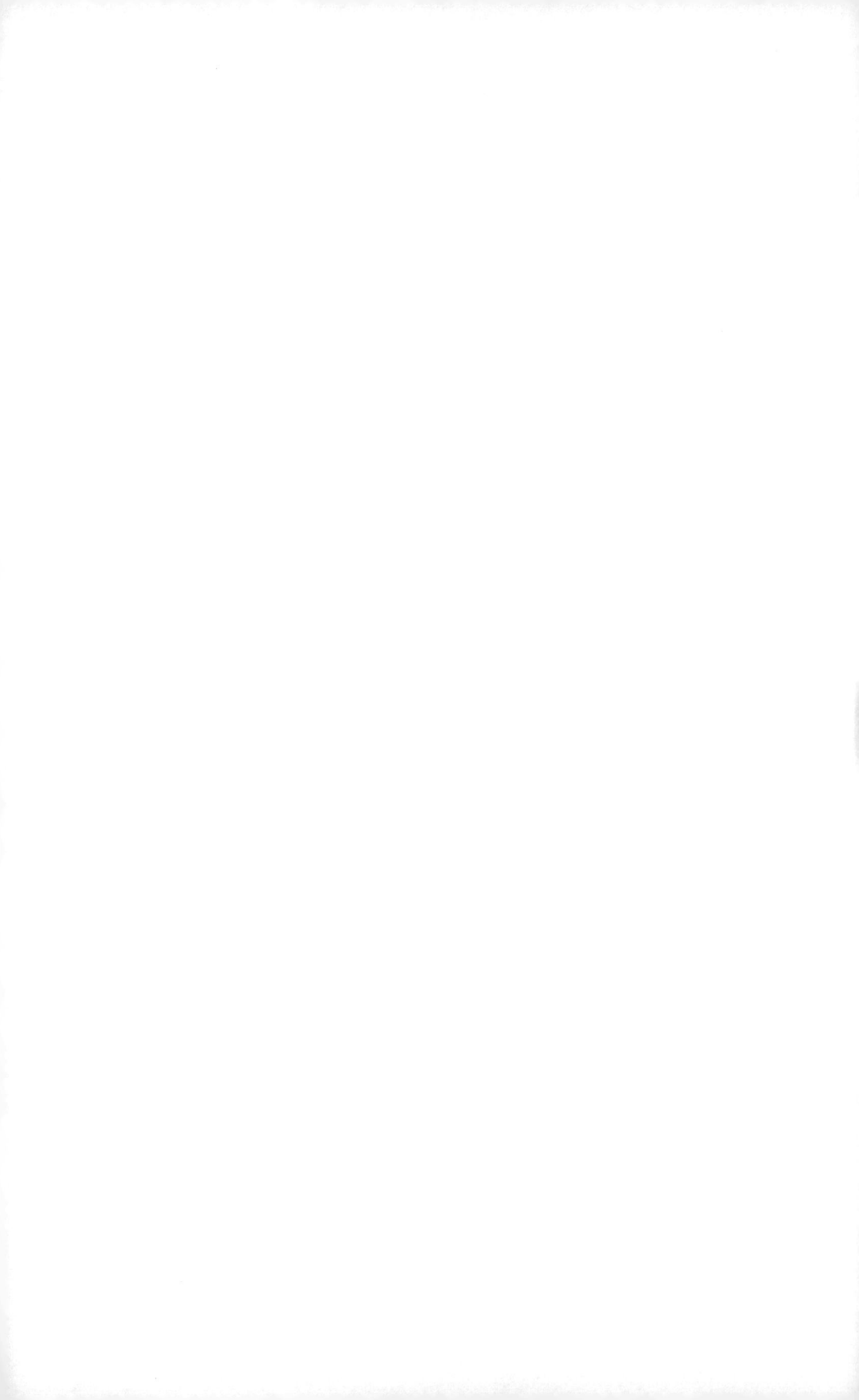

I

LA MÉTHODE DOSIMÉTRIQUE

AU POINT DE VUE DE LA SANTÉ

DE LA MALADIE ET DE LA LONGÉVITÉ

Par le Docteur BOURDON

II

UN PÉRIL MÉCONNU

Par Madame A. FÉRON

3e CONFÉRENCE

FAITE A LA SOCIÉTÉ DE MÉDECINE DOSIMÉTRIQUE

DE PARIS

3, rue Racine

LE 4 MAI 1894

PARIS

GEORGES CARRÉ, ÉDITEUR

3, rue Racine, 3

—

1894

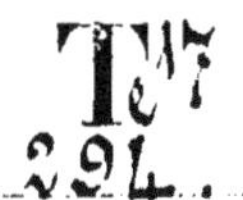

I

LA

MÉTHODE DOSIMÉTRIQUE

AU POINT DE VUE DE LA SANTÉ

DE LA MALADIE ET DE LA LONGÉVITÉ

Par le Docteur BOURDON

II

UN PÉRIL MÉCONNU

Par Madame A. FÉRON

3e CONFÉRENCE

FAITE A LA SOCIÉTÉ DE MÉDECINE DOSIMÉTRIQUE

DE PARIS

3, rue Racine

LE 4 MAI 1894

PARIS

GEORGES CARRÉ, ÉDITEUR

3, rue Racine, 3

1894

PREMIÈRE PARTIE

La méthode dosimétrique au point de vue de la santé, de la maladie et de la longévité.

LA MÉTHODE DOSIMÉTRIQUE

AU POINT DE VUE DE LA SANTÉ

DE LA MALADIE ET DE LA LONGÉVITÉ

I

MESDAMES, MESSIEURS,

Il y a vingt ans passés, une *doctrine médicale nouvelle* surgissait. Bientôt répandue dans les Deux-Mondes, en France surtout, elle eut des milliers d'adeptes, prêts à devenir des apôtres, qui jusqu'ici ont lutté avec la plume et par les actes plutôt que par la parole.

Aujourd'hui le fondateur de cette Doctrine, de *la Dosimétrie*, le vénéré *professeur Burggraeve*, dit à ses disciples : « Allez et enseignez ! »

∴

Nous voici, car nous avons la foi, l'amour de la vérité, le désir ardent d'être utile à l'humanité.

— Si nous paraissions incomplets aux médecins qui se

trouvent ici, nous les prierions de se rappeler que c'est au public non médical surtout que nous nous adressons, et que, par suite, nous devons éviter les détails trop scientifiques, les termes trop techniques.

De même, si, dans un sujet aussi délicat, aussi peu... poétique, nous empiétons un peu quand même sur le terrain scientifique et... technique, nous prierons le public non médical de bien vouloir également nous le pardonner.

∴

Notre honoré Président vous a fait — avec un art que je voudrais posséder — un « *Exposé général de la méthode dosimétrique* »; notre collègue, le Dr Béclu, vous a parlé de « *la Dosimétrie devant la maladie* », moi, je voudrais vous montrer *la Dosimétrie* « *médecine de la santé* » et « *médecine de la maladie* », c'est-à-dire à la fois *préventive* et *curative*.

J'ai dit « médecine de la santé », je pourrais dire aussi « *médecine de la longévité* », car la Dosimétrie est tout cela.

∴

Pour prévenir et guérir les maladies, il faut savoir faire le lavage régulier du tube intestinal et savoir se servir des alcaloïdes aidés de certains sels.

Voilà ce qu'est venu dire, il y a plus de 20 ans, un professeur de l'Université de Gand, le Dr Burggraeve, parvenu aujourd'hui, et grâce à sa méthode, à l'âge de 88 ans, qui, après plus de 50 années de pratique et d'enseignement de la médecine et de la chirurgie, dirige, rédige encore le « *Répertoire de médecine dosimétrique* », fournit à un travail considérable.

∴

1° *Nécessité du lavage gastro-intestinal.* — A l'état de santé comme à l'état de maladie, nous sommes, a-t-on pu dire, « un réceptacle et un laboratoire de poisons », les uns formés par l'organisme lui-même, les autres par des infiniment petits, appelés microbes ou végétaux inférieurs, qui sont nos commensaux, les habitants naturels de notre tube digestif, ou bien des parasites d'occasion, venus de dehors, introduits dans notre organisme par les *eaux* que nous buvons, les *aliments* que nous mangeons, l'*air* que nous respirons.

Ces infiniment petits, dont la découverte récente et l'étude approfondie par la science forme, à l'heure actuelle, la préoccupation exclusive des médecins, ont peu à peu envahi tout le champ de la médecine. Ils sont à ce moment considérés comme les facteurs de presque toutes nos maladies, si bien que leur domaine tend à devenir universel.

C'est là, selon nous, une grande exagération, car ces petits, tout petits organismes, existent à l'état ordinaire dans notre bouche, notre estomac, notre intestin, et y restent inoffensifs jusqu'au moment où notre vitalité, affaiblie par une cause ou par une autre, permet à ces ennemis de franchir les barrières opposées par la nature, par le fonctionnement régulier de nos organes, et nous livre à leur action malfaisante.

∴

La Dosimétrie, elle, s'occupe un peu moins du *microbe* et un peu plus *du malade*, un peu moins de la *petite bête* et un peu plus de *la grosse*, convaincue qu'en travaillant pour celle-ci, elle travaille contre celle-là.

En réalité, nous avons à nous défendre, au moins autant contre nous-mêmes, contre nos propres poisons, que contre ceux des microbes.

La plus grande partie de ces poisons animaux (qu'ils soient reçus par les aliments, fabriqués par la désassimilation ou formés par les sécrétions, les fermentations ou les putréfactions intestinales) est éliminée par les selles, mais une certaine partie peut être résorbée à l'état liquide, et ils sont une menace constante d'intoxication (c'est-à-dire d'empoisonnement) pour l'organisme, à travers lequel ils cheminent lentement.

Ils ont beau ne pas être toujours nuisibles, ils ont besoin d'être éliminés régulièrement.

∴

Voilà une des raisons pour lesquelles, sans doute, le professeur Burggraeve a mis, à la base de sa méthode et comme nécessité de premier ordre, le *lavage intestinal*, la propreté des voies digestives étant le premier et le plus sûr moyen de prévenir les maladies ou d'aider à les guérir.

Est-ce à dire que nous soyons sans défense? Non.

L'homme est défendu de plusieurs manières contre l'empoisonnement.

D'abord son *foie* le protège en arrêtant au passage (avant qu'ils ne parviennent à la circulation générale) les principes nuisibles puisés dans l'intestin par les veines, pour les neutraliser ou les rejeter dans l'intestin. Puis les *émonctoires* (le rein, l'intestin, le poumon, la peau) expulsent ces agents nuisibles qui sont en circulation (il est sans doute encore d'autres défenses que nous ignorons).

Mais si l'organisme a (contre l'intoxication, comme contre l'infection) *ses défenses naturelles*, celles-ci ne sont pas toujours suffisantes, tant s'en faut! et, de même que le foie, les émonctoires ont besoin d'être secondés pour l'élimination de poisons redoutables.

∴

C'est justement là qu'apparait le premier rôle de la Dosimétrie, rôle capital de son *hygiène thérapeutique*.

Méthodiquement, elle oppose à tous ces poisons *la propreté interne*, par ses lavages fréquents (quotidiens même) de la surface intestinale, à l'aide d'un *sel de magnésie deshydraté et alcalin*, rafraichissant, lequel est à la fois laxatif, diurétique et antiseptique (à raison d'une ou deux cuillerées à café, dans un verre d'eau, à jeun, chaque matin ou tous les deux jours).

⁂

L'influence puissante, vraiment salutaire, de cette hygiène dosimétrique ne s'exerce pas seulement sur les organes que je viens de citer, mais aussi *sur le foie*, dont les fonctions multiples et si importantes sont singulièrement aidées. Dans le cours de la vie, on ne s'occupe guère du fonctionnement de cet organe; il ne semble être bon qu'à sécréter de la bile qu'il verse dans l'intestin, mais ce n'est là qu'une partie de son office, comme nous l'avons fait pressentir plus haut. Il a une action puissante sur la transformation du sang, auquel il fait subir une première transformation, une première façon, pour ainsi dire; il préside à l'élaboration des matériaux intimes de la nutrition; il supplée à l'action pulmonaire, d'autant plus languissante que le climat est plus chaud, etc.; enfin il oppose, nous l'avons dit, une barrière à l'introduction dans le sang des microbes et des produits que fabriquent ces derniers, lesquels sont de véritables poisons.

⁂

Certains de ces poisons, qu'ils viennent de nous ou bien du dehors, lorsqu'ils ne sont pas éliminés, ont une action néfaste sur les centres nerveux; ils y déviennent cause première d'une série de désordres constituant les symptômes de diverses maladies.

Donc, sans se préoccuper outre mesure du microbe, de sa destruction plus ou moins complète au moyen des antiseptiques proprement dits, la Dosimètrie nous dit simplement et tout d'abord : soit que vous vouliez conserver la santé, ou que, l'ayant perdue, vous vouliez la recouvrer, soit que vous vouliez prévenir la maladie ou la combattre efficacement, quand elle est venue, commencez par faire la propreté de votre intérieur, par vous débarrasser de vos impuretés, déchets, putréfactions, poisons de toutes sortes — cela est aussi utile que la propreté externe, — sans quoi tout le reste risquerait d'être inutile ; — même les alcaloïdes, malgré leur puissance, pourraient être insuffisants. Les médicaments ont besoin (comme les aliments) d'avoir le champ libre pour agir convenablement.

∴

C'est dire que, pour mettre le *lavage intestinal* à la base de son édifice hygiénique et thérapeutique, la Dosimètrie a encore d'autres raisons que l'élimination.

C'est que, en faisant ce lavage, elle assure les voies de l'*absorption*, « elle les désobstrue des matières saburrales et autres produits qui pourraient les masquer; par une action douce et incessante du sel alcalin, elle nettoie, sans aucune violence, sans fracas, d'une façon presque continue, tenant ainsi presque constamment ouvertes les innombrables bouches des vaisseaux absorbants ».

Sans cette condition importante, les médicaments ne sauraient avoir l'action efficace, sûre et prompte qu'ils doivent avoir.

∴

Dès lors, il est facile de comprendre les graves inconvénients, on pourrait dire les dangers, de la *constipation*, dangers d'autant plus grands qu'ils sont généralement plus méconnus ; ils sont une des puissantes raisons de la nécessité du *lavage intestinal*.

Ceux-là même qui font bon marché de la constipation, qui vont même jusqu'à dire, en vertu d'un raisonnement étrange, que la constipation devrait être envisagée comme une protection contre l'intoxication, ceux-là même sont obligés de convenir que « *les constipés ne sont pas des gens bien portants* ».

∴

Il n'est pas nécessaire, en effet, que les maladies soient tout-à-fait réalisées. Très souvent, il n'existe qu'un état de santé imparfaite, qui s'annonce par des troubles nerveux ou cérébraux, comme les vertiges, les migraines, etc..., et puisque j'ai prononcé ce mot de *migraine*, cela me remet en mémoire un fait que je veux rappeler ici. Il remonte à l'Exposition de 1878, où le hasard me fit rencontrer, chez des amis, un négociant de Reims, beau-frère d'un médecin distingué. Depuis longtemps ce monsieur était affligé de ce qu'il appelait « une migraine continuelle », considérée comme incurable (ce qui est, soit dit en passant, l'opinion de beaucoup de médecins, même éminents). Ce monsieur, que je connaissais à peine et auquel je n'avais pas donné de consultation, rencontré quelques mois après par un des miens, me faisait transmettre des compliments pleins de gratitude et auxquels je ne comprenais rien. C'était que, au cours d'une conversation où j'avais été mis sur ce sujet, il avait pris des notes et s'était guéri par le lavage intestinal quotidien, aidé de la caféïne et de la quassine ce qui indiquait une variété de migraine, entretenue par la constipation, avec troubles de l'estomac et du foie.

∴

La plupart des *hypocondriaques* sont des constipés; ils éprouvent des troubles nerveux, de l'exaltation de la sensibilité, des bourdonnements d'oreilles, des dérangements bizarres de leurs facultés psychiques, intellectuelles.

Les *aliénés* sont également constipés, et les médecins aliénistes s'efforcent de lutter contre cet état de l'intestin chez leurs malades.

Ce qui ne veut pas dire, sans doute, que les troubles intellectuels soient causés par la constipation, mais qu'ils sont, dans une certaine mesure, exagérés par elle.

∴

Tout le système cérébral, celui de la moelle épinière, celui qui, par ses innombrables filets, préside aux fonctions de nutrition, et dirige silencieusement à l'état sain les actes de notre vie intérieure, tout ce système nerveux est entretenu en mauvaise disposition par le mauvais fonctionnement de notre appareil gastrique et intestinal. En régularisant ce fonctionnement, on fera disparaître du même coup les troubles cérébraux, on rétablira le jeu des divers départements nerveux.

∴

Ainsi, d'après ces explications, nous fabriquons nous-mêmes des poisons, triste privilège de l'espèce humaine, chez laquelle l'état de civilisation développe, en même temps que les progrès dont nous avons le droit d'être fiers, une aptitude à la maladie, à la complexité de ses formes, généralement si simples dans la série des animaux que leur conformation rapproche le plus de nous.

Nous subissons des empoisonnements nés de nous et en nous-mêmes, empoisonnements dits autochtones, nés sur place.

Mais, rassurez-vous, nous ne sommes pas désarmés ; à côté des poisons, nous possédons les antidotes.

∴

Ce sont, d'une part, les antiseptiques, agissant localement ou sur tout le corps, d'autre part les évacuants.

purgatifs et laxatifs, réalisant le lavage intestinal, et les alcaloïdes antiseptiques proprement dits.

Ces moyens, judicieusement appliqués, donnent d'excellents résultats et viennent justifier les principes de la méthode dosimétrique.

∴

Chose remarquable, après tant d'excursions dans le champ de l'étude des infiniment petits, dans l'expérimentation sur l'homme et les animaux, on revient aux vieilles théories humorales, si longtemps combattues, on apporte une confirmation singulière aux principes de la Dosimétrie; l'Ecole moderne reconnait, sans l'avouer ouvertement, la vérité du grand principe posé par nous, la nécessité du lavage gastro-intestinal, l'efficacité de la dépuration. C'est un retour aux saines doctrines, et il faut nous en féliciter.

∴

Il y a malheureusement des gens qui ne semblent pas soupçonner les méfaits de la constipation. C'est ainsi qu'un certain monsieur, que le hasard m'a amené à guérir d'une maladie de l'estomac, avec constipation opiniâtre et hypocondrie, me racontait ceci. Un docteur, avec lequel il venait de causer en voyageant — car « que faire en wagon, à moins que l'on ne cause», — lui avait assuré qu'il était inutile de se purger, que le corps s'habituait très bien à la constipation, témoin, disait-il, les petites ouvrières de Paris, qui, malgré cela, trottinent allègrement par les rues...

— Docteur, c'est possible, répondit mon client, mais aussi quelle est leur santé? ne sont-elles pas, en grande majorité, plus ou moins anémiques, etc... Quant à moi, ajouta-t-il, je ne me porte bien que depuis que je procède au lavage interne plusieurs fois par semaine...

— Bien répondu, lui dis-je, et vous vous êtes montré, quoique non médecin, supérieur à votre interlocuteur qui, comme bien d'autres, confond l'apparence avec la réalité.

∴

Oui, ne craignons pas de le répéter : le fonctionnement incomplet de l'intestin est, chez le sexe féminin, le grand facteur de l'anémie pour la jeune fille, d'engorgements divers pour la femme; et le médecin, comme le public, doit combattre cette disposition fâcheuse par le lavage habituel du tube intestinal. Le médecin doit surveiller tous les actes de la vie humaine, en scruter toutes les fonctions, mais surtout les opérations si importantes qui s'accomplissent dans nos organes digestifs.

C'est ce qui découle d'une leçon du professeur Potain, où ce clinicien émérite, par une savante interprétation des symptômes, faisant ressortir les funestes effets de la constipation, montrait à ses élèves, dans les fonctions digestives troublées, l'origine d'accidents successifs, simulant la phtisie aiguë, et qui allaient aboutir à la mort, chez une jeune femme que, finalement, il guérissait par une médication... laxative!

« A l'état normal, disait notre ancien maître, la progression rapide des matières dans le tube intestinal, la destruction d'une grande partie de ces poisons au niveau du foie, leur élimination par les reins mettent à l'abri de tout danger. Mais que l'un de ces organes vienne à céder, si les autres ne suppléent pas dans une mesure suffisante, les phénomènes d'intoxication apparaissent ».

∴

Pour être réellement constipé, il n'est pas nécessaire de rester plusieurs jours sans déjections fécales, et il ne suffit pas de deux ou trois purgatifs — et même moins ! — chaque année, pour prévenir les dangers de la constipation.

L'ignorance des formes variées de cet état morbide est une cause d'erreurs funestes, d'accidents mortels, ou l'origine de santés compromises pour toujours. On ne sait pas assez que la constipation peut coexister avec des selles liquides et avec des évacuations journalières, surtout chez les femmes et chez les vieillards, chez les sédentaires, les travailleurs de l'esprit, les hommes de bureau. Les matières durcies et accumulées dans l'intestin se laissent creuser d'un petit canal latéral, par lequel se font ces évacuations.

∴

Les accidents consécutifs à ce mauvais fonctionnement de l'intestin ne sont pas toujours aigus. On voit survenir lentement des maladies organiques causées par des troubles de nutrition dont on ignore la cause. Cette cause, on la cherche quelquefois bien loin, on l'attribue souvent à des microbes inconnus. Une altération progressive de la santé avec teint particulier, amaigrissement, etc., fera penser, par exemple, à une *cachexie cancéreuse*... que d'abondantes évacuations feront disparaitre. Une accumulation de matières fécales fera diagnostiquer *une tumeur abdominale*, pour laquelle on concluera à la nécessité d'une opération, comme chez ce grand personnage de l'Empire que Lasègue, appelé en consultation, dispensa des secours de la chirurgie et guérit avec des purgatifs, etc., etc.

∴

Il y a bien d'autres méfaits de la constipation et du défaut d'élimination des poisons et déchets de l'organisme. L'énumération en serait trop longue. Je n'y insisterai pas.

Outre les avantages et effets salutaires que nous venons d'énumérer, le lavage intestinal en a bien d'autres, puisque, par son action sur la *bile*, sur le *sang*, sur *les centres nerveux*, il concourt à la *longévité*, en même temps qu'à la santé.

∴

La Dosimétrie, pour prévenir ou combattre les états fâcheux dont il a été question, pour réaliser son lavage intestinal, emploie, comme nous l'avons dit, *le sel de magnésie chimiquement pur et alcalin*, c'est-à-dire associé à un peu de bicarbonate de soude, qui permet d'éviter toute irritation intestinale.

Ce sel dépuratif chimique et antiseptique, grâce à son action multiple, est éminemment approprié au lavage des organes digestifs.

Par l'introduction de ses éléments salins, il provoque un abondant afflux de liquide, mais c'est une action superficielle.

Il débarrasse chaque matin notre tégument interne de cette *bile* qui souvent se trouve étendue dans la muqueuse intestinale comme une tache d'huile, bile qui ne doit pas séjourner là, s'accumuler, si l'on veut conserver l'appétit, la fraîcheur de la bouche, éviter les engorgements du foie, les embarras gastriques, céphaliques, et parer à bien des maux.

Ce lavage a aussi pour effet d'activer la *digestion* et, grâce à une alimentation réparatrice, d'opérer la *nutrition* avec des matériaux frais, nos éléments se renouvelant chaque jour. C'est la première condition de *longévité*.

Sans entrer dans les détails chimiques de l'action du lavage salin et alcalin *sur le sang* (oxygénation, échanges gazeux, etc.), nous dirons seulement que les principes salins sont absorbés, passent dans le sang qui, rendu moins aqueux, conserve néanmoins sa fluidité. En s'éliminant par les voies naturelles, ce sel entraîne avec lui les produits et résidus d'une nutrition défectueuse.

Il aide donc à la *rénovation du sang*. Or, selon l'expression pittoresque du fondateur de la Dosimétrie, « ceux dont le sang ne se renouvelle pas ressemblent à ces avares qui vivent constamment dans les mêmes meubles : tout chez eux sent le renfermé, et ils sont vieux avant le temps » (la vieillesse prématurée est une maladie).

Ce sel prévient également *l'obésité et la dégénérescence graisseuse* de nos organes, principalement des muscles du cœur, « cette infirmité qui rend les mouvements pénibles et produit de l'essoufflement ».

En faisant de bon sang, on fait de bons muscles, c'est-à-dire de *la force :* ces principes rendent plus énergique la contraction de la fibre musculaire et font dégager ainsi plus de *calorique* et plus *d'électricité*, ces deux excitants, ces deux facteurs physiques de la vie. Vivre, c'est refaire nos pertes en calorique et en électricité.

∴

Notre *système nerveux* se trouve en même temps fortifié, notre pulpe cérébrale acquiert de la consistance parce qu'elle reçoit un sang constamment vivifié et qu'elle est mise à l'abri de l'anémie, de la migraine (conséquence de la constipation), de l'hypocondrie même, par la régularité des fonctions cérébrales et abdominales, le moral et le physique se trouvant ainsi fortifiés.

Le sang, ainsi *renouvelé chaque jour*, constitue bien ce *fleuve de vie* qui va renouveler nos cellules et dont Voltaire, cité avec tant d'à-propos par le Maître, disait dans sa profonde sagacité et avec un langage imagé : « Nous sommes réellement et physiquement comme un flux perpétuel; c'est le même fleuve par son lit, ses rives et sa source; mais, changeant à tout moment son eau — — qui constitue son être — il n'y a nulle identité, nulle mêmeté pour ce fleuve ».

∴

Voltaire n'était pas médecin, mais il avait de l'esprit et... bien autre chose. Que celui qui a plus d'esprit que Voltaire, c'est-à-dire Tout le Monde, comprenne cela et en profite. Et puisque nous sommes un renouvellement continuel — par notre eau ou nos liquides nutritifs, — que la substance de nos organes change également, que notre moral même en dépend, il ne faut pas nous renouveler avec de la matière frelatée, car c'est sur ce *principe de la rénovation du corps* que repose tout le système de la *longévité*.

Car il ne faudrait pas croire, comme beaucoup sont portés à le faire, que ce lavage affaiblit; il tonifie, au contraire, rend le corps plus dispos et plus fort, l'intelligence plus nette et plus lucide; il rend le teint plus frais; en empêchant les fermentations, il chasse toutes les causes d'irritation et d'échauffement. Il agit, en quelque sorte, à la façon des eaux minérales.

En nous plaçant au point de vue des mouvements de *composition* et de *décomposition* du corps humain, ce lavage a pour effet de pourvoir chaque jour au *renouvellement de nos humeurs*, comme à celui des *maté-*

riaux de nos organes, d'aider puissamment à toutes les transformations dont le mouvement régulier constitue la *nutrition*, la *vie* en un mot.

II

Nous venons de dire que la vie n'est qu'un renouvellement incessant par l'introduction continuelle de matériaux nutritifs, et par l'élimination régulière de ceux qui ont servi : c'est ce qu'on appelle : *assimilation* et *désassimilation*.

Or, plus ce mouvement est rapide et régulier, plus aussi la vie est intense, assurée.

C'est le cas de répéter : le mouvement c'est la vie, et la vie n'est qu'un mouvement.

Mais, réparer les pertes organiques, opérer le renouvellement à l'aide de substances alimentaires, contenant tous les éléments qui font partie de nos tissus, c'est ce qui constitue l'*assolement organique*.

Dans ce grand acte de la vie, du mouvement nutritif, des pertes et réparations incessantes, le lavage intestinal, salin et alcalin, remplit le rôle important de ce qu'on peut appeler l'*assolement préventif*.

En le mettant à la base de sa méthode, de sa « médecine de la santé », le Dr Burggraeve, toujours préoccupé de la vitalité, avait compris que la première condition pour y satisfaire était de commencer par assurer la rénovation qui doit faire le bon terrain, qui doit faire la cellule humaine physiologique et forte, celle qui, dans la « concurrence vitale », assure la résistance au microbe (si microbe il y a) ou à la cause supérieure qui précède son développement, qui donne le branle à cette cause prétendue de toutes nos maladies.

L'*assolement curatif* est réalisé par les autres sels inorganiques, minéraux, qui, à un moment donné, dans telle ou telle maladie, peuvent manquer à nos organes, à nos tissus, à nos cellules, et que la Dosimétrie sait donner à propos (tels sont les arséniates, phosphates, hypophosphites de fer, de chaux, de soude, etc., les sulfures, les iodures, les bromures, etc.), soucieuse qu'elle est de faire de la bonne médecine, de la bonne thérapeutique, de s'occuper de l'organe aussi bien que de la fonction.

∴

C'est par la négligence des règles de cette hygiène si importante que, à notre insu, inconsciemment, nous préparons, nous fabriquons une foule d'états morbides plus ou moins graves, de désordres, de troubles ou de lésions organiques aussi variés qu'incompris, et qui pourraient être le plus souvent prévenus, depuis le simple *embarras gastrique* ou la *migraine* jusqu'aux *apoplexies*, depuis les *affections du foie* et de *l'estomac* jusqu'à celles *du cœur* et *des poumons*, de *la peau*, du *système nerveux*, et enfin la plupart des *maladies chroniques*, des *diathèses*, toutes maladies dont la cause première a été d'autant plus méconnue par les médecins, qu'elle est plus insidieuse, qu'elle n'éveille le plus souvent aucune douleur et qu'elle est ignorée des malades eux-mêmes.

Les faits ne manqueraient pas — si c'était ici le lieu de les exposer — de maladies de toutes sortes, produites par ces causes et guéries, quelquefois très promptement, par la méthode dosimétrique. Il n'est pas un médecin dosimètre qui n'en ait à son actif, et le « Répertoire » en est plein.

Il n'est pas jusqu'aux *maladies infectieuses aiguës*, aux *fièvres graves*, *typhus*, *fièvre typhoïde*, etc... qui ne pourraient être conjurées par l'observation de l'hygiène dosimétrique.

C'est à l'aide de quelques précieux *alcaloïdes* que la dosimétrie complète son *hygiène thérapeutique*.

Au *lavage intestinal du matin* le fondateur de la méthode dosimétrique veut qu'on ajoute, le soir, au coucher, ce qu'il appelle la *Trinité dosimétrique*, c'est-à-dire l'*aconitine*, la *digitaline*, la *strychnine*, trois principes actifs de la chimie organique, dont l'association géniale repose, comme toute la méthode Burggraeve, sur la physiologie.

∴

Cette *triade*, véritable pierre angulaire de l'édifice dosimétrique (surtout destinée à combattre l'inflammation et la fièvre dans les maladies), est cependant conseillée par le maitre dans l'état physiologique ; elle est prise par lui depuis plus de 20 ans, à la dose de deux, puis trois et même quatre granules de chaque, tous les soirs, en se couchant. Elle concourt, dit-il, à « équilibrer le budget physiologique, chez les vieillards et chez les fébriles, ou à entretenir l'équilibre organique normal contre la *fièvre à venir* ».

∴

Après les fatigues et les agitations de la journée, surtout si elles ont été grandes, il y a toujours rupture ou tendance à la rupture de cet équilibre (si nécessaire au maintien de la santé) entre les systèmes nerveux et sanguin. Ce qui fait que, plus on est fatigué et moins on dort. Il ne suffit pas de se coucher, il faut faire coucher le cerveau, c'est-à-dire calmer le cerveau par le cœur à l'aide de la *digitaline* qui, étant le tonique et le modérateur du cœur et des vaisseaux, empêche les artères de venir battre trop fort à la base du cerveau ; il faut calmer encore celui-ci, qui est plus ou moins surmené, en le tonifiant par la *strychnine* qui est l'incitant tonique du système nerveux (la meilleure manière de calmer les nerfs étant de les tonifier).

L'*aconitine* est le sédatif de l'éréthisme nerveux général et du système vasculaire, surtout des petits vaisseaux. Tout en paraissant être un antagoniste de la *strychnine*, elle fusionne son action pour agir d'une façon homogène et synergique (agissant de concert) avec ses deux associées.

Toujours est-il qu'ainsi, et en rétablissant l'équilibre en

question, nous assurons le repos de la nuit, si utile, si puissant pour la réparation des forces.

∴

L'action d'ensemble de ces trois principes, de cette trinité, est donc merveilleuse. Elle concourt en effet à *équilibrer notre budget physiologique*, en tonifiant, en normalisant, pour ainsi dire, les trois grands centres fonctionnels : l'innervation, la circulation, les sécrétions.

Au point de vue de *l'hygiène préventive*, il sera toujours bon, en temps d'épidémie (quelle qu'elle soit), d'ajouter, chaque jour, au lavage intestinal régulier quelques granules de *strychnine*, de *quinine* et de *sulfure de calcium*, comme incitants vitaux et antiseptiques.

∴

Si, avec cela, on a un bon moral (qui bannit la peur déprimante) et pas d'excès ni de surmènement, on pourra se moquer de tous les microbes, résister à la cause supérieure (bien souvent inconnue) qui les met en branle et exalte leur virulence.

De même que, en dehors de toute influence épidémique, si l'on se sent mal à l'aise, sans énergie, plus ou moins courbaturé, l'appétit languissant, etc., il sera utile de *joindre au lavage intestinal quelques granules de strychnine* dans la journée, avec ou sans *quassine*.

Un sportsman me racontait qu'un jour de courses à Chantilly, il se trouva tout à coup tellement malade, frissonnant et courbaturé, qu'il songeait à aller se coucher, mais que, ayant dans sa poche un tube de strychnine, il se mit à en prendre un granule tous les quarts d'heure, et que tous ses malaises se dissipèrent si bien que, se trouvant dispos comme auparavant et n'y pensant plus du tout, il oubliait qu'il avait été malade.

∴

Il en est souvent ainsi au début des maladies, ce qui prouve que, dans ces cas, c'est le *système nerveux*, le *foyer* d' « *électricité vitale* » qui, peu ou prou, est tout d'abord atteint, battu en brèche, que c'est à lui d'abord qu'il faut porter secours et que, par suite, le Dr Burggraeve a raison de faire jouer à *la strychnine* un rôle prépondérant, — l'arseniate de strychnine augmente la capacité vitale ou respiratoire.

Je connais plusieurs familles chez lesquelles l'heureuse influence de l'hygiène dosimétrique, le seul lavage intestinal, est tout à fait manifeste.

Les membres de ces familles qui étaient auparavant très souvent malades ou indisposés de façon ou d'autre, depuis qu'ils pratiquent régulièrement le lavage intestinal, ne le sont plus jamais. Ils n'éprouvent plus ce qu'ils éprouvaient (embarras gastro-intestinaux, migraines, etc.). L'un d'eux surtout, atteint d'asthme herpétique et arthritique, d'oppression presque continuelle, grâce au lavage et à quelques alcaloïdes, se trouve comme dans un autre monde ; — un autre, rhumatisant, migraineux, n'est plus le même; — idem pour une dame anémique et toujours sans appétit...

∴

Quant à la nature, que d'aucuns invoquent et à laquelle ils veulent seulement s'en remettre, nous avons vu que sa protection ne suffisait pas toujours, qu'elle avait besoin d'être secondée.

D'ailleurs, nous vivons rarement selon ses lois, et il ne faut pas trop s'en rapporter aux apparences de la santé.

Mais, dira-t-on, faut-il donc toujours se soigner, s'occuper de soi-même, de son corps? Eh bien! oui, il faut se soigner, soigner son corps, comme dit Molière :

« Guenille si l'on veut, cette guenille doit nous être chère », jusqu'au moment fatal, oui! mais que nous devons retarder le plus possible.

Pour rendre notre corps résistant aux causes extérieures de destruction (agents physiques ou agents microbiens), aussi bien que pour l'empêcher de dévier de la fonction physiologique, une chose est nécessaire, une seule, c'est qu'il soit constitué avec de la matière vivante et saine.

∴

Et pour cela, il faut une hygiène thérapeutique comme l'hygiène dosimétrique, complétant l'hygiène ordinaire (ou ce qu'on appelle les modificateurs hygiéniques).

De même qu'il faut à l'homme de l'air et du soleil, une alimentation saine, pas trop succulente, un exercice suffisant, l'abstinence des veilles, du surmenage, du tabac, de l'alcool, etc., pour éviter les maladies diathésiques, typhiques, l'épuisement, l'empoisonnement des centres nerveux, de même il lui faut tout ce que nous avons dit.

Sans ces précautions, « l'homme est en état d'imminence morbide, car ses tissus deviennent fermentescibles ».

∴

A propos des divers moyens de protection, de défense contre les microbes, que possèdent nos organes, nos revêtements épidermiques, la peau, le réservoir urinaire, le foie, nous dirons que ces barrières naturelles ne sont franchies par les dits microbes que par suite du défaut de résistance vitale, de la dépression de la vitalité, du défaut d'action constrictive des vaisseaux, de la rupture d'équilibre entre certains grands territoires nerveux.

Les microbes, qui, jusque-là, vivaient paisiblement, inoffensifs dans toute l'étendue du tube digestif, franchissent les barrières impuissantes avec la permission de la vitalité déprimée par les irritations, les congestions, etc., ils pénètrent dans le sang, les lymphatiques, pullulent et colonisent dans nos organes, engendrent des maladies diverses.

∴

Comme ces états, infectieux ou non, évoluent toujours par la fièvre, c'est à celle-ci qu'il faut s'adresser par les défervescents et les incitants vitaux qui font tomber la fièvre et relèvent la vitalité.

La principale de ces défenses de l'organisme réside dans l'électricité vitale. Voilà pourquoi quand l'électricité vitale est en défaut, *l'électricité végétale*, la *strychnine*, doit lui venir en aide.

∴

C'est justement le principal souci de la Dosimétrie d'utiliser les forces vitales et de les augmenter (de leur venir en aide) au moyen de médicaments énergiques appelés alcaloïdes et employés méthodiquement.

Le *système nerveux*, le *système circulatoire* et le *système digestif* forment une *trilogie* que le professeur Burggraeve a prise pour base de toute indication thérapeutique.

Tel est le secret de la méthode.

C'est en saisissant bien cette conception que le médecin peut arrêter les désordres de l'économie et prévenir les lésions organiques, qu'il peut faire, pour ainsi dire, de la thérapeutique une science précise.

La réforme thérapeutique dosimétrique, dont les lois sont simples, comme toutes les conquêtes du génie, a pour armes *les alcaloïdes, les arséniates et autres sels.*

∴

Nous ne nous étendrons pas longuement aujourd'hui sur le chapitre de la Dosimétrie comme « médecine de la maladie », nous dirons seulement que, par les alcaloïdes venant après le lavage intestinal et, en quelque sorte, par la seule *trinité* (ou triade) *dosimétrique*, dont nous avons déjà parlé (trinité variant d'ailleurs selon les cas, selon la maladie, selon le terrain, selon l'âge du malade), nous pouvons tenir en respect la fièvre et l'inflammation, empêcher leurs ravages incendiaires au début des maladies aiguës, dans leur période initiale, ce qui est prévenir le mal, le juguler, l'enrayer, ou tout au moins en modifier notablement la marche et la durée, par le moyen des *petites doses actives*, précises, *jusqu'à effet*, et *des petites doses d'autant plus rapprochées que l'affection est plus aiguë*. C'est une thérapeutique essentiellement active, à intervention militante du médecin, répudiant ce qu'on a appelé l'Expectation, si fatale dans les maladies aiguës.

∴

Au double point de vue de la médecine préventive et de la médecine curative, nous pouvons dire qu'*avec la méthode de traitement dosimétrique et une hygiène convenable, non-seulement beaucoup de morts pourraient être conjurées, mais encore la vie humaine pourrait être prolongée.*

Dernièrement encore, nous avons communiqué à notre Société plusieurs faits de jugulation ou arrêt rapide de pleurésies graves chez des sujets prédisposés à la tuberculose, de pneumonies, de péritonites, ainsi que divers cas de guérison rapide de fièvres typhoïdes, et notre président, M. le Dr Féron, nous racontait un fait de jugulation, en trois heures, d'une angine inflammatoire violente, au moyen de onze granules d'aconitine, donnés de quart d'heure en quart d'heure. Hier encore j'obtenais le même résultat dans un cas semblable.

∴

Ce qui caractérise la méthode nouvelle de traitement due à Burggraeve, et lui donne un cachet de supériorité incontestable, c'est qu'elle ne se contente pas de guérir les maladies, et de les guérir aussi vite, aussi sûrement, aussi agréablement que possible, mais elle travaille surtout à les prévenir, ce qui vaut mieux.

Et, en même temps qu'elle fait œuvre de *santé* par les procédés que nous venons de vous exposer, élimination régulière et réparation incessante, elle fait œuvre aussi de *longévité*.

Faire œuvre de longévité, c'est conduire notre organisme jusqu'au terme naturel de l'existence, à travers les causes innombrables qui tendent à rapprocher l'échéance nécessaire; et par quels procédés la dosimétrie atteint-elle ce but si désirable ?

C'est en maintenant un équilibre constant entre l'absorption des matières nutritives et l'élimination des substances qui, après avoir accompli leur rôle, ne peuvent, sous peine d'accidents, séjourner dans nos tissus et nos organes, une fois leur fonction remplie.

∴

Il faut de toute nécessité que nos aliments, après absorption et passage dans le sang de leurs principes vivifiants, soient oxydés, brûlés dans l'acte de la respiration surtout.

La respiration, c'est le tirage du poêle : si ce tirage est incomplet, si le poêle est engorgé, la combustion se fait mal et le poêle fume.

Qu'on me pardonne cette comparaison quelque peu triviale, mais elle est exacte.

Ce double problème de santé d'une part, de longévité de l'autre, ne peut être abordé d'une manière satisfaisante que si le médecin s'inspire d'une conception élevée, régulatrice, en un mot d'une idée générale.

∴

Le médecin, dont la foi ne peut s'éclairer au flambeau d'une doctrine, est comme un aveugle tâtonnant dans les ténèbres.

« Ne quittez pas les bancs de l'Ecole, disait le professeur Grasset (de Montpellier) à ses élèves, ne vous lancez pas dans la pratique de la vie et de la médecine, sans avoir une doctrine. Ce serait un grand malheur pour vous, un plus grand encore pour vos malades... ».

S'il parlait ainsi, c'est qu'il savait sans doute qu'il est des écoles qui n'ont pas de doctrine.

∴

Un des grands mérites de la Dosimétrie est d'avoir empêché la médecine de sombrer dans le scepticisme, c'est d'avoir réveillé la foi médicale (qui s'en allait à la dérive)!

Cette doctrine nécessaire ne manque pas à la Dosimétrie. C'est *la Vitalité*, la force ou principe vital, qu'elle place à la base de son édifice. C'est cette force directrice et régulatrice des actes de l'économie vivante qu'elle interroge, qu'elle consulte.

La vitalité gouverne les fonctions, les aiguilles, sur la voie qu'elles doivent suivre.

La vitalité n'est pas une force stable, immuable. Ce principe est toujours dans un état variable d'équilibre ; tantôt soutenu, tantôt fléchissant, sujet à s'exalter ou à se déprimer sous l'empire de causes journalières. Toute l'attention, toute la sagacité du médecin doivent s'exercer sur ces variations de la force vitale, et le meilleur médecin est celui qui sait l'interroger et la solliciter.

∴

Contrairement à ce que prétend une certaine Ecole, le vitalisme est plus que jamais à l'ordre du jour, et la doctrine Burggraeve est celle d'Hippocrate avec les moyens de la science moderne.

Les agents médicamenteux qui ne s'adressent pas à la vitalité sont toujours des remèdes incertains, disait Claude Bernard ; et il ajoutait : la thérapeutique sera vitale, ou elle ne sera pas.

Ainsi, qu'il s'agisse de maladies simples ou de maladies infectieuses, dues à des poisons microbiens, il faut, avant tout, soutenir la *vitalité* ; tous les maux naissent des atteintes qui lui sont portées.

Voilà ce qu'il ne faut pas oublier.

Voilà pourquoi la *strychnine* doit être, selon la parole du maître, le « cheval de bataille » du médecin.

∴

La Dosimétrie, avons-nous dit, fait œuvre de *santé* et de *longévité*. Il le faut bien, car il ne suffit pas de vivre longtemps, il faut vivre sainement, c'est-à-dire avec la santé, c'est-à-dire avec des organes fonctionnant bien jusqu'à la fin.

Il s'agit moins de vivre que de bien vivre, exempt de maladies ou d'infirmités, valide de corps et d'esprit, jouissant de toutes ses facultés.

C'est qu'en effet la vieillesse dite prématurée est une maladie... Sans la santé, à quoi sert la longévité? N'est-elle pas plutôt un fardeau et, le plus souvent, comme on l'a dit, un objet d'éloignement et même plus.

Or, la méthode dosimétrique, en venant en aide au renouvellement incessant, nous permet, non-seulement d'éviter les maladies, mais de retarder l'usure de nos tissus, de nos organes. Elle fait obstacle à la vieillesse prématurée, la pire des maladies. Combien de gens succombent ainsi! et combien d'autres qui, continuant à vivre, ne sont que des survivants à eux-mêmes!

∴

A quelque point de vue que nous nous placions, au point de vue microbien, anti-microbien ou autre, la Dosimétrie, guidée par le flambeau du vitalisme, rendu chaque jour plus brillant par les conquêtes de la physiologie et de la chimie, trouve toujours et quand même sa justification. Toujours et quand même, selon la parole du professeur Laura, « *elle s'impose comme un devoir* ».

Chaque pas en avant que fait la science médicale, chaque interprétation nouvelle et plus éclairée de phénomènes anciens, concernant l'organisme et les choses de la médecine, tout vient apporter une confirmation de plus à la doctrine du maître.

Ce qui sort de chaque réunion de savants, de chaque congrès nouveau vient, chaque année, prouver ce que nous avançons.

La Dosimétrie répond à tout!

Qu'il nous soit donc permis, dans notre conscience de disciple fervent et de médecin honnête et convaincu, d'acclamer dans Burggraëve le véritable génie de la thérapeutique contemporaine.

Nous espérons que le public intelligent qui n'a pas craint d'affronter l'aridité d'un sujet médical, nous donnant ainsi une marque bien flatteuse d'intérêt, en même temps qu'une preuve de haute raison, nous pardonnera les imperfections de notre exposé, en se rappelant que notre but est d'être utile, et que nous serions largement dédommagé si ce but pouvait être atteint.

4 mai 1894.

DEUXIÈME PARTIE

Un péril méconnu.

UN PÉRIL MÉCONNU

I

Mesdames, Messieurs,

Dans les conférences, l'usage est d'apporter une diversion aimable aux sujets soumis à l'attention de l'auditoire.

La poésie, la musique, sont les meilleurs délassements de l'esprit. Cette récréation agréable et délicate n'étant pas à notre portée, je me permets de vous offrir pour la remplacer, insuffisamment, je le reconnais, une petite incursion dans le domaine voisin de la science et de la médecine.

D'ailleurs, que pourrait ajouter ma voix à celle que vous venez d'entendre? La Dosimétrie, nous la connaissons déjà et l'aimons chaque jour davantage.

Il faudrait être aveugle pour contester la supériorité, la simplicité de cette doctrine. Celui qui l'a comprise une bonne fois en est éclairé et fortifié, et jamais plus ne revient aux vieux usages, non plus qu'aux vieilles formules.

La pensée est le don par excellence, celui qu'aucune loi humaine ne peut nous ravir; aussi est-ce bien de la pensée raisonnée que nous vient cette foi entière, absolue, contre laquelle viendront toujours se heurter les critiques plus ou moins intéressées des esprits faibles, routiniers ou craintifs.

Ainsi, posséder une méthode pratique et un arsenal de médicaments vraiment dignes de ce nom, contre toutes les maladies qui assiègent l'humanité, c'est un grand succès, un grand triomphe.

Mais, il n'y a pas que des malades, dans nos grands pays civilisés (bien qu'il s'y rencontre passablement de détraqués) : la grande majorité, Dieu merci, est encore saine et bien constituée. Toutefois, il arrive assez communément à ceux-là même qui se croient dotés de la plus belle santé, de sortir insensiblement de cet état, sans en avoir la moindre conscience. Il se fait un travail sourd, lent, rien encore ne se manifeste au dehors, les organes sont encore sains; cependant, on peut être assuré qu'il y a déjà un certain trouble dans les fonctions nutritives.

On sent bien que l'appétit n'est plus le même; mais on n'y prend garde, il faudrait sans doute se purger, dit-on; puis les occupations absorbantes, les plaisirs même, ont vite chassé ces idées de votre esprit. Lorsque la gêne, la souffrance apparaissent enfin, un ou plusieurs organes sont envahis.

Alors seulement on s'étonne, on s'inquiète, on consulte; hélas! combien de semaines, de mois faudra-t-il lutter pour retrouver la belle santé d'antan?

Toute la légion des préparations pharmaceutiques fera appel à notre crédulité, à notre bourse; si encore nous pouvions nous en tirer à ce prix! mais combien succombent, après avoir épuisé toute la série des spécialités!

Il faudrait donc être clairvoyant, prévoir, juguler, pour ainsi dire, la maladie chronique, qui tend à s'établir.

Pour cela, c'est l'estomac, la nutrition, qu'il importe de surveiller avant tout; puis avoir la volonté de réprimer ses penchants, de renoncer quelquefois à ce qui vous plait davantage. Est-ce donc très difficile?

On devrait se montrer moins indifférent, en ce qui regarde l'alimentation ordinaire, sa qualité. Cet examen devrait être érigé en loi, en devoir, pour ceux qui ont l'aisance et l'instruction.

Les déshérités, eux, la plupart du temps, ne savent que recourir aux excitants les plus funestes, pour essayer de soutenir leur vitalité défaillante; il appartient aux heureux de la terre de leur tracer une autre voie, de leur donner l'exemple.

La nature prévoyante et protectrice nous a mis en main les moyens propres à entretenir et prolonger la vie humaine. C'est la civilisation, prodigue pour le riche, cruelle pour le pauvre, les goûts raffinés, les modes, souvent idiotes, qui ont tout gâté.

On s'agite beaucoup pour obtenir des réformes très désirables; ici, dans la question qui nous occupe, c'est la vie elle-même qui est en jeu.

II

Le sujet dont je veux vous entretenir a déjà été traité, et avec talent, par des médecins soucieux d'apporter quelques remèdes aux causes nombreuses du dépérissement de nos races, autrefois si fortes et résistantes.

Ces causes, il en est plusieurs à signaler, mais, ce soir, fixons un instant notre attention sur l'une d'entr'elles.

Je l'ai choisie, parce qu'elle intéresse au plus haut degré notre population française.

Il nous est presque impossible de nous y soustraire actuellement, elle nous enserre, nous étreint chaque jour : du matin au soir, de la ville à la campagne, du château à la chaumière; partout, le pain, cet aliment indispensable, figure à nos repas.

Ce n'est plus sur l'alcool, le tabac, mauvaises drogues dont l'homme pourrait si bien avoir la volonté de s'affranchir, mais sur ce bel épi, sur ces moissons dorées de nos champs, qu'il faut épiloguer. Ce don merveilleux de la terre, si souvent chanté, renferme la vie pour l'enfant, l'adulte et aussi le vieillard. Cadeau royal de notre astre radieux, le grain de blé, sous forme de fécule, d'azote, de phosphates, de sels et substances aromatiques, est un aliment complet.

Les peuples, encore peu imprégnés de civilisation, chez lesquels les céréales occupent la première place et forment la base de la nourriture, sont là toujours, avec leur vigueur et leur force de résistance, pour affirmer la puissance sans pareille d'une alimentation qui, à elle seule, en un tout harmonieux, possède les qualités de toutes les autres.

Notre sol est éminemment propre à la culture des blés; eh bien! il est navrant de le dire, de le constater, à la campagne, comme à la ville, bientôt, si nous n'y prenons garde, la notion du vrai pain aura disparu.

L'industrie, toujours empressée de renchérir encore sur nos goûts, nos erreurs, à force de vouloir flatter davantage notre œil, notre luxe à outrance, en est arrivée à nous donner du pain qui n'est plus que l'ombre d'une nourriture!

Le danger, nous ne le voyons pas : nous courons, nous volons vers l'anémie, la gastralgie, la phtisie pulmonaire, et une foule d'autres maladies résultant de la lente destruction des forces vitales; la misère physiologique, la déchéance de l'organisme, enfin.

L'ouvrier des villes, celui qui aurait le plus besoin d'un fortifiant tonique, a délaissé le pain bis pour s'adonner au pain blanc. Pourquoi donc, lui aussi, n'aurait-il pas, comme le riche, du pain blanc sur sa table? Ignorance, sotte vanité!

En France, on le sait, le pain est le fonds de la nourriture populaire. Pour les étrangers, nous sommes des mangeurs de soupe; qu'importe? nous devons en être fiers. Le pain, le vin, voilà nos liens les plus forts avec les autres races latines. En conservant purs ces produits, nous ne perdrons jamais le caractère et les qualités de nos ancêtres.

Vous le voyez, cette question peut nous passionner à juste titre et laisser indifférents les mangeurs de choucroute et aussi les amateurs de rosbeefs et de pommes de terre bouillies qui habitent de l'autre côté de la Manche.

Nous, mangeurs de soupe, dont les appétits robustes ne peuvent se contenter des minces tartines de nos voisins étrangers ; vous, jeunes écoliers, dont l'œil inquiet suit avec intérêt les évolutions de la corbeille à pain, autour de la table du réfectoire; vous aussi, petits enfants, dont la mère attentive répond avec empressement à la demande, déjà si pleine de conviction et d'insistance ; verrez-vous donc encore longtemps ce pur froment, dénaturé, satisfaire si peu les besoins de votre estomac? Et cependant, vous avez la volonté de vivre et de prospérer !

Autrefois, nos paysans étaient bien malheureux; la dîme au clergé leur prenait le meilleur de leur récolte, mais avec les rebuts qu'on voulait bien leur laisser, ils se fabriquaient un pain plus nourrissant que le pain luxueux de nos beaux quartiers parisiens.

Aujourd'hui encore, beaucoup de petits cultivateurs ne gardent pour leur alimentation que la 2e ou 3e qualité, ce qui ne les empêche, lorsqu'ils veulent employer les anciens procédés, de fabriquer un pain fortifiant et agréable au goût. Qui n'a goûté d'une tranche de pain bis avec du lait, du beurre ou du fromage frais?

Il faut aller dans une ferme un jour de cuisson, alors que les grandes miches sortent du four, et vous me direz si vous avez jamais humé parfum plus délicieux, plus appétissant ? Dites-moi ensuite pourquoi vous n'avez jamais senti rien de semblable, ni d'approchant, chez le boulanger aux comptoirs de marbre, aux glaces miroitantes et splendides ?

Pourquoi? parce que les humbles moulins dont le tictac apportait sa note gaie au murmure des eaux, ceux aux grandes ailes manœuvrées par les vents, tout cela aura bientôt disparu pour faire place aux grandes cheminées, noires, vomissant leur fumée de houille.

La meule de pierre est remplacée par les cylindres à vapeur; le tamis unique fait de grosse mousseline, par les blutoirs perfectionnés, si parfaits qu'ils ne laissent échapper que la farine pure, sans la moindre parcelle de cette précieuse enveloppe du grain, si riche en matières nourrissantes!

Voilà le progrès! affirme-t'on.

Maudit progrès, celui-là.

Mais, direz-vous, comment peut-on se plaindre de cette rapidité d'exécution, de cette parfaite épuration de la farine, qui nous permet de faire un pain si beau, si blanc ?

Ici, je dois reconnaître que, pour répondre à cette objection, mes connaissances particulières seraient insuffisantes; aussi m'aiderai-je d'un travail paru l'an dernier dans le *Répertoire Dosimétrique*. Le sujet y est traité à fond par l'un des adeptes les plus anciens, les plus fermes, de la méthode dosimétrique : le Dr Goyard.

J'y glanerai çà et là les indications nécessaires en la matière.

III

Depuis le moment où le blé quitte le champ où il a poussé, jusqu'à celui où il paraîtra sur nos tables sous forme de pain, ses transformations peuvent se diviser en trois étapes successives.

1° A la grange, pour y être égrené, c'est-à-dire battu au fléau ou à la machine; puis vanné, criblé, en un mot, nettoyé le mieux possible et débarrassé des graines étrangères;

2° Chez le meunier;

3° Chez le boulanger.

De la grange, nous ne dirons rien, attendu que les procédés mécaniques ont été un vrai progrès, ne portant préjudice ni au grain ni à la paille. Mais voyons ce qui se passe chez le meunier.

Notez, que je ne parle ici que des meuniers français, de ceux dont la farine est souvent livrée directement aux boulangers, sans passer par les intermédiaires.

Nos meuniers, grands et petits, sont tous plus ou moins munis des nouveaux appareils appelés cylindres; le broiement s'opère avec une rapidité vertigineuse et écrasante. Par un effet logique, le mouvement précipité développe une chaleur considérable très nuisible à la conservation des principes nutritifs; car, si nous ne prenons que l'amande du grain, l'amidon si vous voulez, nous verrons que le grain d'amidon, vu au microscope, est une sorte de petite coquille bien formée, bien vivante. Or, il arrive qu'après cet écrasement violent, les coquilles sont brisées et non simplement dissociées, ainsi que cela devrait être. Pour comble, les quelques cellules échappées au désastre sont desséchées par l'excessive chaleur et privées de leur eau. Nous n'avons donc plus que de l'amidon mort, quelque chose dans le genre de l'amidon des blanchisseuses !

Des cylindres, la mouture passe dans les blutoirs. C'est là que la farine est tamisée à outrance et complètement dépouillée de ses enveloppes, du son enfin, pour dire le mot.

D'un côté, la farine parfaitement pure, de l'autre le son parfaitement veuf de farine.

Voilà ce que des ingénieurs, des industriels très savants, ont trouvé de mieux depuis une trentaine d'années !...

A l'homme la fécule, dépourvue des substances azotées, glutineuses, des huiles grasses aromatiques; aux animaux le son, renfermant justement tous ces principes nécessaires à la vie !

Croyez-vous que les animaux s'en trouveraient mal, s'il restait un peu de fécule dans leur son ? Non, au contraire, les éleveurs recueilleraient pour leurs élèves les avantages d'une nourriture plus complète.

Maintenant aussi, les meuniers se permettent de falsifier les moutures sorties de leurs appareils. Ne faut-il pas que cette farine, déjà si dépouillée, si meurtrie, réalise tout l'idéal de blancheur que la mode impose aujourd'hui ?

Une meunière me disait dernièrement qu'il fallait ajouter de la farine de fève ou autres légumineuses si l'on voulait obtenir cette légèreté de dentelle, ce velouté, cette pâte douce à la bouche et lourde à l'estomac ; car ne croyez pas que le pain bis soit indigeste, bien loin de là ; seulement, on remarque qu'il satisfait mieux l'appétit que le pain blanc et sous un plus petit volume.

Cela est si vrai que les habitués de la bonne table et des restaurants les mieux cotés, en arrivent à toucher à peine à leur petit pain coquet, trouvant que ce serait ajouter un embarras et non une nourriture à leur estomac. Ces mêmes gens, vous les verrez, lorsque l'occasion s'en présente, se régaler d'un gros morceau de pain bis, et cela avec la satisfaction et la sécurité la plus complète.

Certaine histoire arrivée un jour à une femme de la campagne me ferait croire que les meuniers ne sont nullement surveillés et abusent des mélanges, en introduisant dans leurs moutures des matières lourdes et tout à fait étrangères aux farines.

Un soir, cette personne allait chercher sa mouture chez le meunier. Trouvant que la quantité de farine qu'on lui présentait ne répondait guère à ce qu'elle avait donné de grain à moudre, ne voulant pas entrer en dispute et désireuse cependant, comme toute bonne campagnarde, de rentrer dans son bien, elle profita d'un moment d'absence de l'homme enfariné pour puiser largement dans un sac de farine à sa portée.

Quelques jours après, le meunier la vit revenir tout effarée : « mais qu'avez-vous donc mis dans ma farine? mon pain n'est pas mangeable, on dirait qu'il y a du plâtre »? — « Ah dame, ma vieille, à qui la faute, fallait pas tant en mettre, si vous croyez que je ne vous voyais pas! » — Etait-ce du plâtre? la question est encore à éclaircir.

Eh bien, Mesdames et Messieurs, le croiriez-vous? Après un traitement aussi barbare, aussi homicide, je puis vous affirmer qu'à la campagne, dans les petites villes, le pain est infiniment plus nourrissant et savoureux qu'à Paris!

Cela vous paraît inadmissible sans doute; il me faudra donc scruter plus avant les mystères de la panification luxueuse des grandes villes.

IV

Oui, cela serait encore à peu près supportable si la farine passait directement du moulin à la boulangerie; mais, vous le savez, Paris et les grandes villes reçoivent les farines toutes préparées. D'où viennent-elles? De Corbeil ou autres grandes minoteries? celles-là sont encore les meilleures; mais elles nous viennent aussi de Russie, d'Amérique. Ces dernières ont à subir des stations, dans les navires, les trains de marchandises, les entrepôts, où elles attendent que la spéculation avide ait trouvé le moment opportun pour s'en dessaisir. Cette farine, déjà si dépouillée de ses qualités nutritives, aura donc bientôt perdu ce qui pouvait lui rester de vitalité.

On sait que la pulvérisation hâte fatalement l'évaporation des essences. Que diriez-vous d'un café torréfié et moulu, ayant séjourné, pendant un an ou même six mois, dans un sac de toile, exposé à l'air? Il n'aurait pour vous aucun prix, aucune saveur.

Que devons-nous donc penser de ces farines, attendant pendant si longtemps leur emploi? Elles devront forcément jaunir, s'oxyder, et, comme je vous le disais, nous voulons du pain blanc.

C'est pour satisfaire ce caprice que l'industrie va déployer toutes ses ressources. Les sulfate de cuivre et de chaux les blanchiront, leur permettront de figurer à la vitrine des boulangers, sous forme de petits pains dorés et charmants. Ainsi commence le véritable empoisonnement.

Pourquoi les farines n'auraient-elles pas leurs inspecteurs comme les abattoirs? On frémit lorsqu'on pense à tous les dangers que pourraient nous faire courir les spéculateurs de la boucherie, s'ils n'étaient surveillés de près. Notre pain quotidien ne mérite-t-il donc pas le même intérêt?

Il arrive cependant que le boulanger de Paris reçoit sa farine toute fraîche. La voilà enfin chez lui, sa dernière étape.

Que va-t-il se passer chez notre industriel nocturne?

Pétrir, cuire simplement, ce serait bien : mais il faut faire mieux, mieux surtout que le confrère voisin. Encore plus de légèreté, d'apparences exquises!

Pour cela, il redonnera un tour de tamis, pour avoir la fameuse farine de gruau. Ensuite, il faut de la levure. La levure? direz-vous, c'est bien simple; un peu de pâte fermentée depuis la veille. De cette manière procède la femme de campagne, le boulanger du village.

A Paris, ce serait trop rustique, il faut quelque chose de plus civilisé; d'ailleurs, il importe d'épargner le travail des bras. On emploie la *levure de bière*, c'est bien mieux; avec cela, plus du tout de cet affreux goût de froment qui rappelle le son des étables.

Faut-il être assez de sa province pour aimer l'huile avec goût de fruit, le vin avec goût de raisin !

Or, cette levure chérie des boulangers parisiens est un ferment dangereux, pernicieux pour l'estomac. C'est à elle que nous devons en grande partie les dilatations de notre appareil digestif, les gastralgies, toutes maladies à la mode et bien portées parmi le monde élégant.

Il sera d'autant plus difficile de mettre de côté cet atroce produit, que les boulangers seraient assez embarrassés pour faire lever leur pain, étant donné l'état de la farine, la levure naturelle renfermée dans le grain, et appelée *céréaline*, n'existant plus, pour ainsi dire. Avec les farines modernes, il n'y a plus rien que de l'amidon mort, tout ce qui avait de la vie est resté dans le son.

Devons-nous donc, comme les Anglais, les Belges, renoncer au pain; le remplacer par des pommes de terre, de la viande rôtie?

D'abord, le rôti n'est pas à la portée de tout le monde, et nous voyons bien ce que deviennent les populations qui abusent de la pomme de terre. Ce légume ne peut être qu'un adjuvant à l'alimentation azotée, puisqu'il n'est qu'un amas de fécule.

D'ailleurs on ne remplace pas un tonique par un excitant; c'est ce que font les gens qui aiment trop la bonne chère. En France, avec notre climat sec et tempéré, nous ne pouvons remplacer les céréales par les viandes et les légumes. Ce serait ouvrir la porte à deux battants aux noirs soucis.

Insensés ceux qui dédaignent la simplicité de l'aliment. Mais plus insensés encore serions-nous de continuer à nous nourrir de cette substance, insipide, inerte, que l'on nomme pain blanc!

Qui donc maintenant oserait mettre un enfant au pain sec?

La jeunesse des villes se développe difficilement; depuis l'enfance, qui souvent a été rachitique, elle fabrique de la mauvaise chair, propre à l'éclosion de toutes les maladies. L'âge mûr se traine misérablement sous le fardeau écrasant de ce que l'on a nommé très justement le ralentissement de la nutrition.

Ne dites pas que le tableau est porté trop au noir. Regardez seulement le prolétaire des villes partant à son travail, examinez la mine des enfants des écoles et vous me direz s'il y a la moindre richesse dans ce sang ; les membres sont grêles, les joues plutôt pâles, même terreuses. Il ne faut pas, dans ce Paris, ne voir que cette jeunesse bien repue et bien habillée, à qui tout arrive comme par surcroit : promenades au grand air, jeux fortifiants, vacances aux bains de mer ou à la campagne. Aux uns, les demeures saines, confortables, les mets savoureux, nourrissants; aux autres, les taudis obscurs, asphyxiants, la nourriture malsaine, débilitante.

V

La question du pain, du bon pain pour tout le monde, doit être résolue avant toutes les autres.

La lutte des classes, les associations, les projets économiques, les réformes, toutes choses plus ou moins passionnantes et désirables, doivent céder le pas à ce grand problème humanitaire.

Si nous le voulons, nous le pouvons. La transformation peut s'accomplir avant la fin du siècle, et pour cela, il n'est besoin de millions.

Si nous voulons du vrai pain nourrissant, parfumé, le blé, régénérateur de vie, doit être traité de la façon suivante :

1° Moulin lent, ne détruisant pas, n'écrasant pas la partie féculante ;

2° Tamis moyen et unique, ne retenant que la partie la plus grossière du son, laissant à la farine ses sels, ses substances grasses aromatiques;

3° Pâte vierge, naturelle, c'est-à-dire sans levure artificielle. Nous aurons ainsi un pain abondant, nourrissant et sain.

L'Amérique s'est émue depuis longtemps du grand danger qui résulte de l'épuisement des forces physiologiques, en face de cet autre fléau appelé l'alcoolisme. Le docteur *Graham* a tenté de remettre en honneur le pain naturel, ce tonique par excellence, et même quelques efforts ont été faits à Paris dans ce sens.

Mais, combien est éloigné encore le jour de la rénovation vitale par le pain !

Peuple français, qui aimes les anniversaires, les centenaires, puisses-tu, une fois, en un banquet national et fraternel, célébrer ton retour aux produits généreux du sol, renier à jamais les modes détestables qui consistent à dédaigner les richesses, les trésors de vie et de santé, dont la nature est si prodigue.

A cette table, le pain naturel unira son parfum à celui des fleurs épanouies, les verres emplis des vins réjouissants de nos côteaux, se lèveront en l'honneur de l'unité thérapeutique : celle qui sait prévoir, soulager et guérir.

Il appartient aux médecins de réaliser ce vœu.

Imprimerie de l'Ouest, A. NÉZAN, Mayenne

www.ingramcontent.com/pod-product-compliance
Ingram Content Group UK Ltd.
Pitfield, Milton Keynes, MK11 3LW, UK
UKHW021136230726
13926UKWH00002B/840